毎日耳トレ！

1ヵ月で集中脳・記憶脳を鍛える

工学博士
小松正史 著
医学博士
白澤卓二 監修

CD付

yamaha music media

耳トレ！とは

音を聴きながら耳を鍛える
トレーニングです。

「耳を鍛えることは
脳を鍛える」ことです。

どんな音を使うの？

視覚風景をイメージさせる環境音

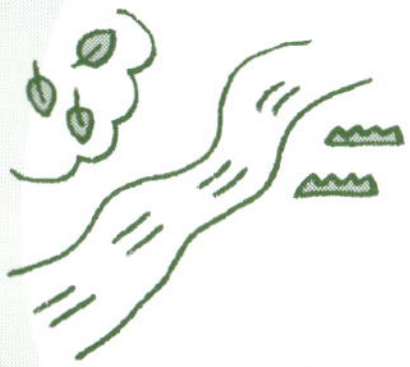

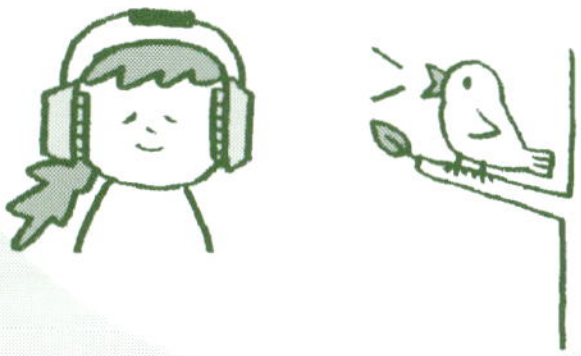

広範囲の音域が含まれる音

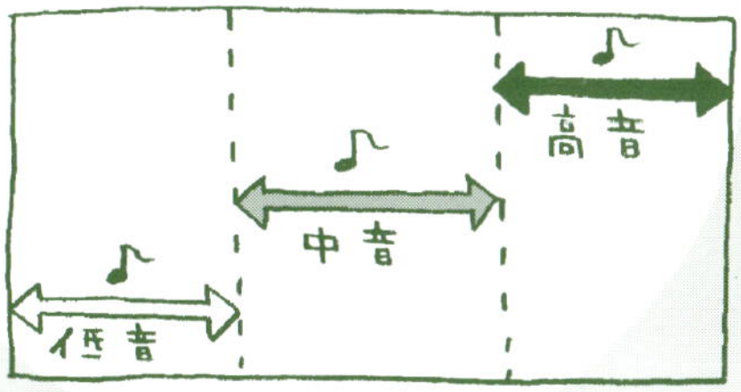

何をするの？

音を分離する

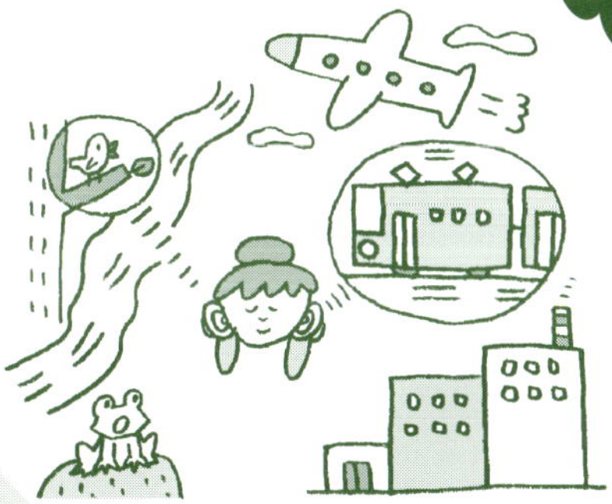

音の速さ、強さ、音色を意識する

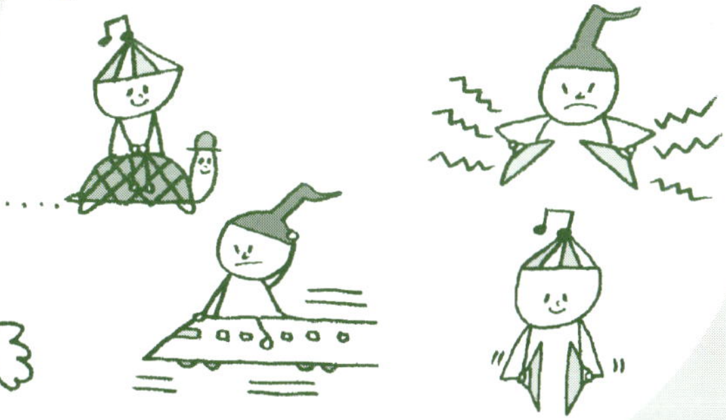

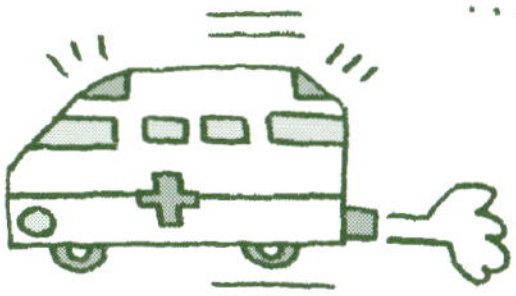

音源の方向や距離を捉える

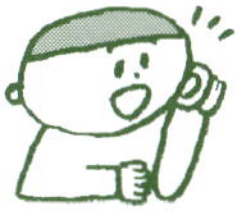

人は必要のない情報を
無意識にシャットアウトします。
すると、脳の刺激が減って
耳がゆがんでしまいます。

耳トレ！で
耳のゆがみをなおすことで、
聴覚刺激が脳に伝わり活性化します。

耳トレ！は脳の体操

なのです！

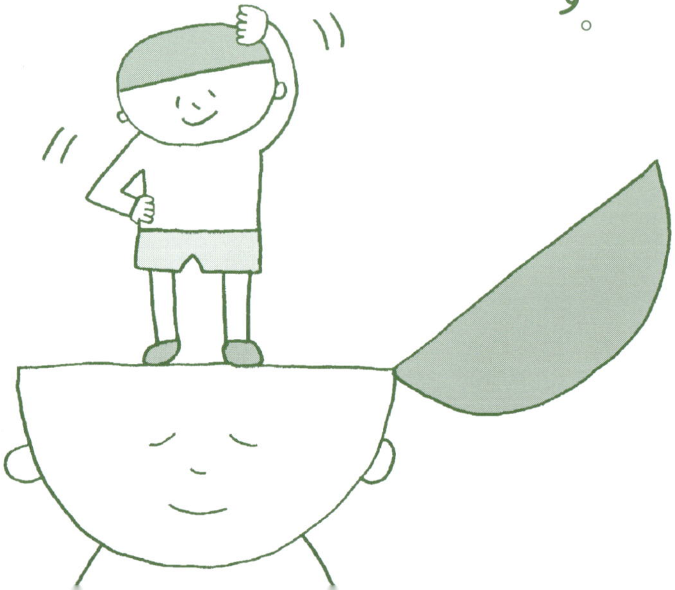

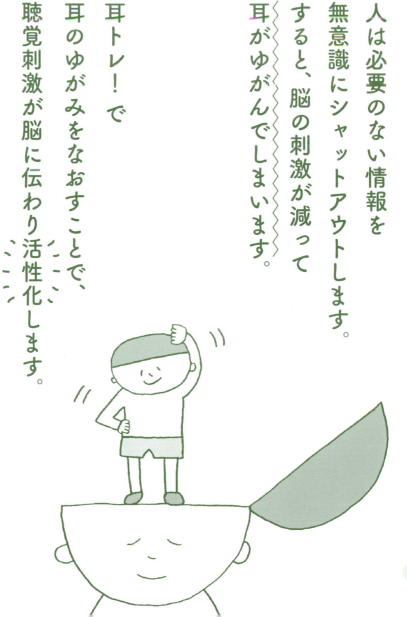

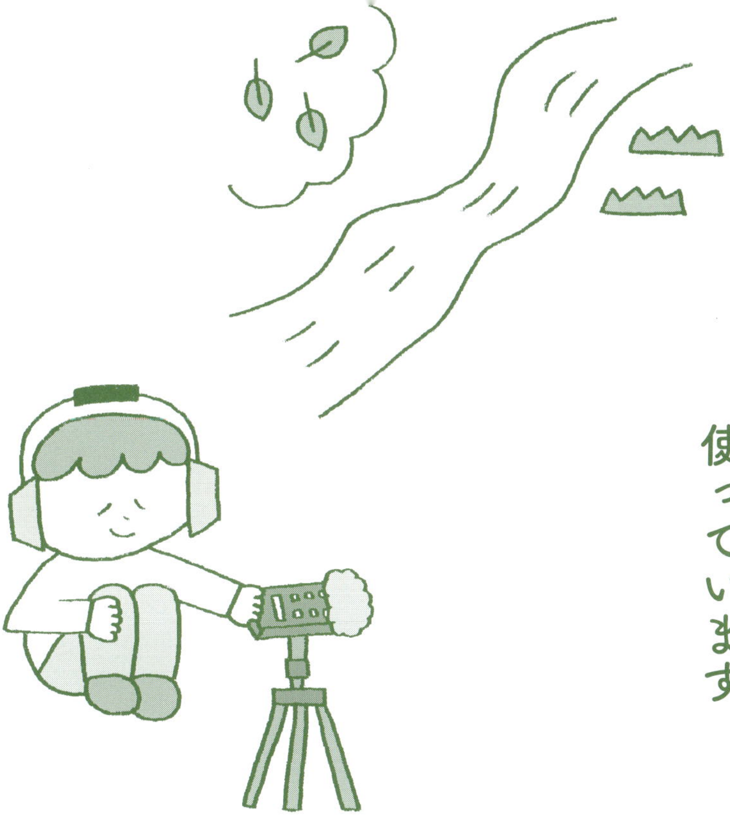

自然界にある音から、
生活のなかの音まで、
実際に採集した音を
使っています。

耳トレ！プログラム

毎日耳トレ！ は4週間＝28日間で行います。
まずは耳を開く準備をしてから、
日替わりトレーニングに取り組みます。

耳を開く準備

20秒

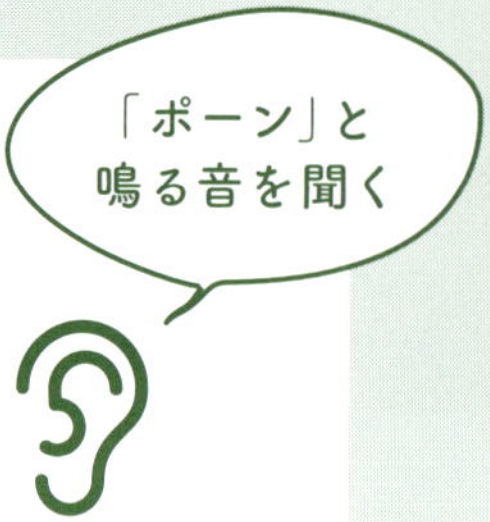

↓

日替わりトレーニング

1分

耳トレ！のやり方

道具

スピーカーの音でもトレーニングはできますが、ヘッドホンやイヤホンの使用をオススメします。左右の音を聞き分けるトレーニングなどでは、音源の空間を再現しやすくなります。

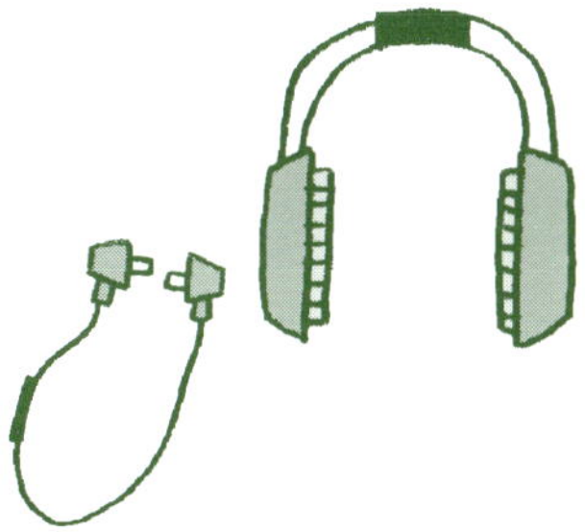

方法

トレーニングは付属のCDで音を聞きながら行います。音量は大きすぎず小さすぎず、自分にとって心地よい大きさで聞いてください。聞こえづらいときは音量を調節しましょう。

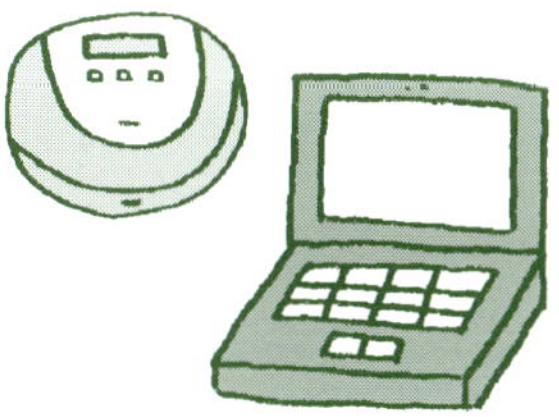

「日替わりトレーニング」の前に、
音がひとつ「ポーン」と鳴ります。

耳をすまして、
その音が消える瞬間を
感じてください。

耳をしっかり開くと、
音を聞く体勢になります。

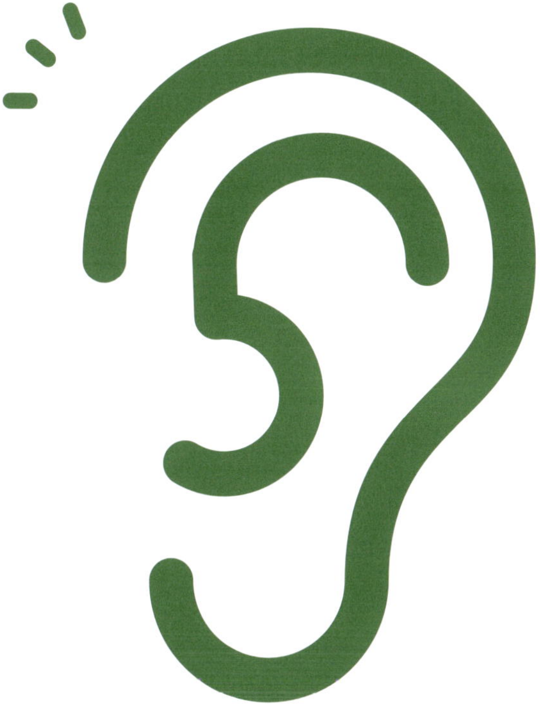

耳を開く

WEEK 1

リズム・音量を聞き取る

会話力のアップや音の観察力を高めることが目的です。音量やリズムの変化に鋭くなると、身体感覚が磨かれます。

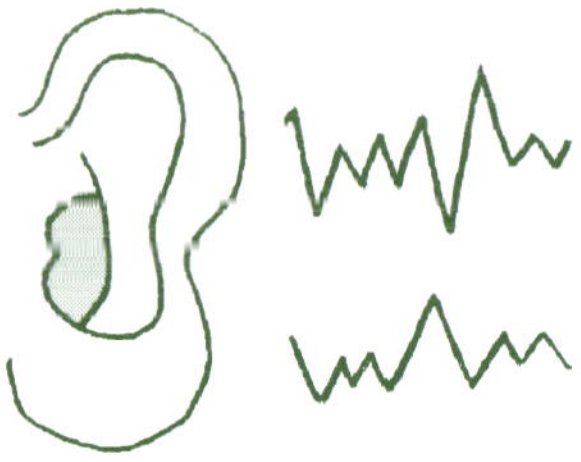

WEEK 2

高い音・低い音を聞き取る

音の可聴範囲を広げ、耳の調子を整えることが目的です。ふだん意識しづらい高音や低音を強く意識することで、脳内聴力がグングン高まります。

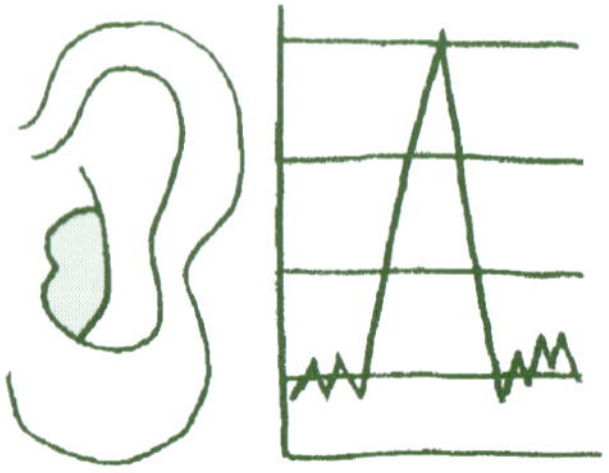

WEEK 3

遠近感・左右バランスを整える

空間認知能力を高め、音の違いを聞き分けることが目的です。耳は目より広い範囲の情報を感受します。その能力を高めれば、危険を察知する感覚が格段に磨かれます。

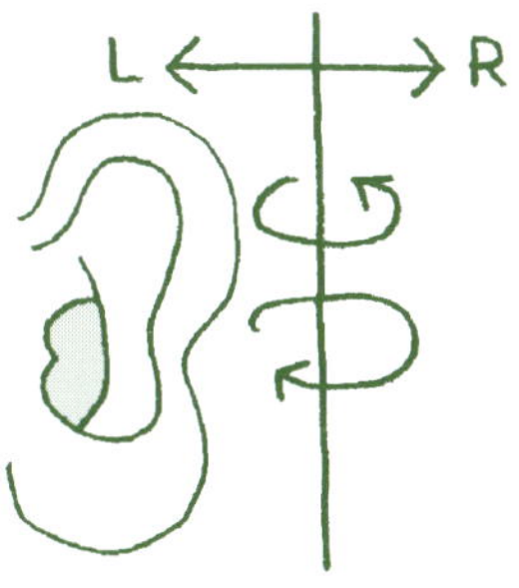

WEEK 4

集中・記憶音感を高める

集中力と記憶力を鍛え、脳を活性化することが目的です。脳が集中しやすい環境音を多く聞くことで、耳の運動不足解消につながります。

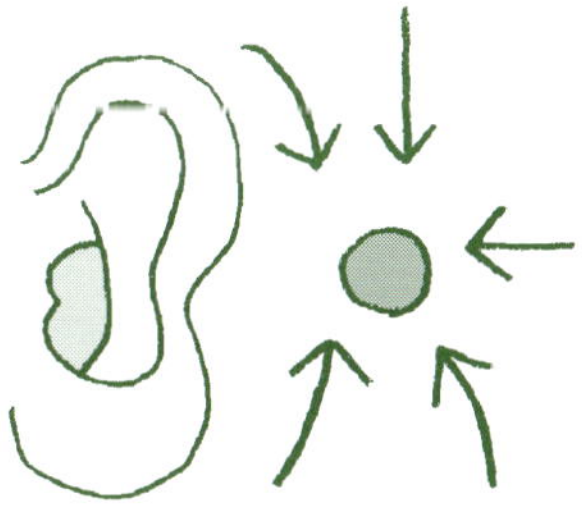

オリジナル音楽

トラック33、34、35は5分程度のオリジナル音楽です。
用途に合わせてお使いください。

ここでも聞けます！

Track 33 集中音源「ひびき」（リズムに合わせて音風景に浸る）

Track 34 集中音源「じかん」（タイムリミットを感じるリズム音楽）

Track 35 解放音源「あわい」（滝音と笙《しょう》のひびきで心身リラックス）

＊

このオリジナル音楽は、
音のプロが多くの工夫をほどこした「魔法の音楽」です。

✣工夫1　耳の感度を上げるトレーニングを含む
✣工夫2　集中・リラックス効果がある
✣工夫3　飽きのこないメロディ、テンポ、リズム

目次

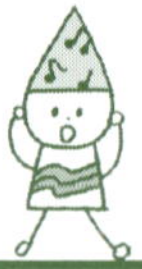

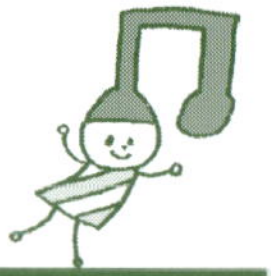

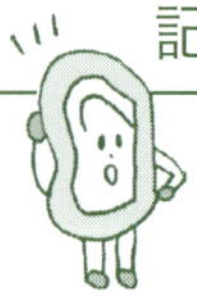

耳トレ！ カレンダー

1ヵ月で耳と脳が活性化！

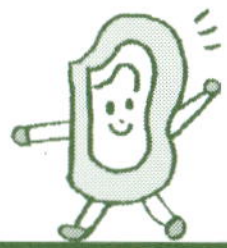

第1週「リズム・音量を聞き取る」

1 ☞P.18	2 ☞P.20	3 ☞P.22	4 ☞P.24
音量の違いを聞き比べる	音量の変化を聞く	音の長さを聞き取る	音に呼吸を合わせる

第2週「高い音・低い音を聞き取る」

8 ☞P.34	9 ☞P.36	10 ☞P.38	11 ☞P.40
「ラ」の音を記憶する	ふたつの音の高さを聞き比べる	高めの音を感じる	低めの音を感じる

第3週「遠近感・左右バランスを整える」

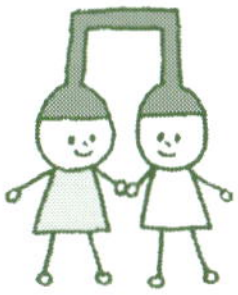

15 ☞P.50	16 ☞P.52	17 ☞P.54	18 ☞P.56
音の広がりを感じ取る	止まった音の左右バランスを感じ取る	動く音の左右バランスを感じ取る	動く音の立体感を聞き取る

第4週「集中・記憶音感を高める」

22 ☞P.66	23 ☞P.68	24 ☞P.70	25 ☞P.72
集中のスイッチを入れる音を聞く	作業効率を高める音を聞く	周囲を静寂にさせる音を聞く	ひらめきを促す音を聞く

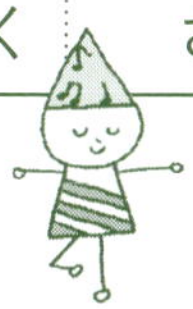

注意

●本書内のQRコードからも音源を聞くことが可能です。こちらの音源を聞くには、読み込み用の端末をご用意いただく必要があります。

・QRコードリーダーはご自身でダウンロードしてください。
・マナーモードの設定では音が出ない場合があります。
・電波の状態によってはサイトにアクセスできないこともあります。
・サイトは予告なく変更・終了する場合があります。

●本書で紹介するトレーニングは、耳鼻科治療の必要がない人が対象です。「聞こえ」の変化には個人差があります。

WEEK 1

(1-7日)

リズム・音量を聞き取る

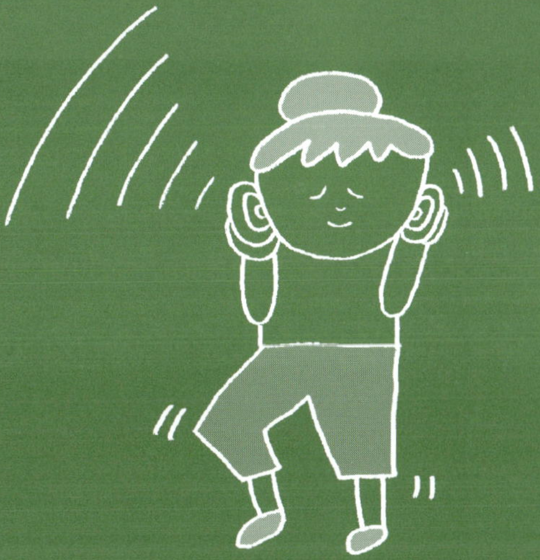

DAY 1

音量の違いを聞き比べる

Track 01

ここでも聞けます！

聞き方

音がふたつずつ出てきます。どちらの音が大きいかを考えながら聞きましょう。3種類の楽器（ピアノ、電子ピアノ、琴）が登場します。

Point!

- **音の大きさの「違い」を意識しながら聞きましょう。**

- **自分が演奏しているような気持ちで音を味わいましょう。**

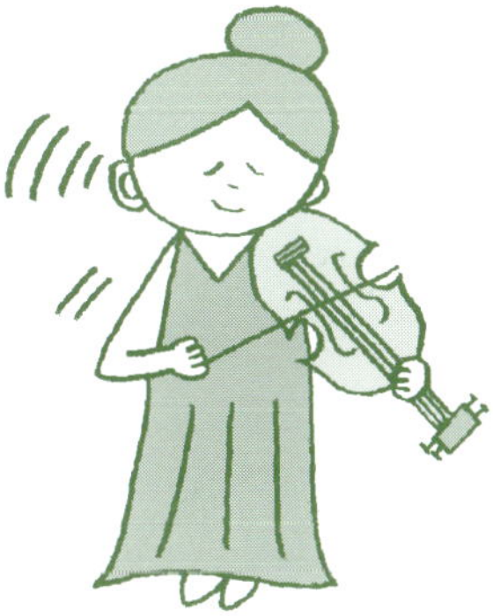

豆知識

微細な音の変化に耳をすますと、鼓膜の周辺にある耳《じ》小《しょう》骨《こつ》や、まわりの骨筋の動きが活発になり、音の聞こえが改善されやすくなります。

DAY
2

音量の変化を聞く

Track
02

ここでも聞けます！

聞き方

音色と音量が変化します。音量の変化を楽しみながら聞いてみましょう。

Point!

- 音量のなめらかな変化を聞きます。
- 音色が変わる瞬間も意識しましょう。
- 音量の変化に自分の意識を“乗せる”感覚で聞きましょう。

豆知識

最初は音量の変化に耳を傾けるのが精一杯だと思います。慣れてくると音量の変化を予測できるようになります。ふだんの会話でも、相手の声量に敏感になると、微妙な感情の揺れに気づくことがあります。相手の気持ちを感じ取るには、音量の変化が重要な鍵となるのです。

DAY
3

音の長さを聞き取る

Track
03

ここでも聞けます！

聞き方

短い音4つと長い音ひとつを組み合わせた音のかたまりが次々と現われます。長さの違いを意識しながら聞きましょう。

Point!

- できるだけ指で数えずに行いましょう。

- 慣れてきたら、
長い音が何番目に
来るか記憶します。

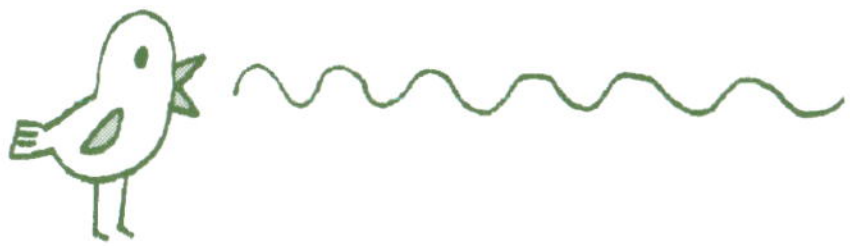

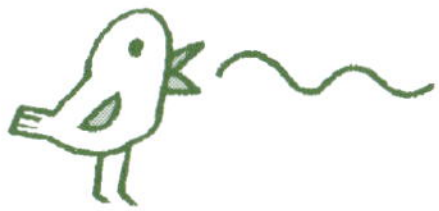

豆知識

音の長さに意識を集中すると、脳内の聴覚野が活性化します。人間の聴覚は、もともと時間知覚に優れています。その処理スピードは、視覚よりも速いくらいです。

DAY
4

音に呼吸を合わせる

Track
04

ここでも聞けます！

聞き方

木船の櫓《ろ》を漕ぐ音→太鼓の音が出てきます。水音と太鼓のリズムに合わせてゆったり呼吸しましょう。

Point!

- リラックスして呼吸します。
- 太鼓のリズムは「2回吸って2回吐く」がオススメです。
- 身体全体で音を吸い込むような感覚で行いましょう。

豆知識

音は無意識のうちに脳に知覚されています。ふだんは身体の一部分(である脳)だけで音を感じていますが、音に呼吸を合わせることで、身体全体が音に連動するようになります。すると、五感全体と脳が連動して活性化しやすくなります。

DAY
5

音のテンポを聞き比べる

Track
05

ここでも聞けます！

聞き方

同じフレーズで速さの違う音楽が2回出てきます。どちらの音が速いか(あるいは遅いか)を意識しながら、テンポを細かく感じてみましょう。

Point!

- 2回目のほうがテンポが遅くなります。
- 手拍子や足踏みをすると、微妙な違いを体感しやすくなります。

豆知識

音楽演奏や会話の表現に豊かさを加えるのは、速度です。速ければ交感神経が優位に、遅ければ副交感神経が優位になりやすくなります。音の速度は人の感情や身体反応に大きな影響を与えます。

DAY 6

音に手拍子を合わせる

Track 06

ここでも聞けます！

聞き方

手拍子を意識しながら音を聞きましょう。続いて、手拍子に合わせて実際に手を叩いてみましょう。

Point!

- 4／4拍子です。
- 手拍子を意識するだけでもリズム感を鍛える効果があります。

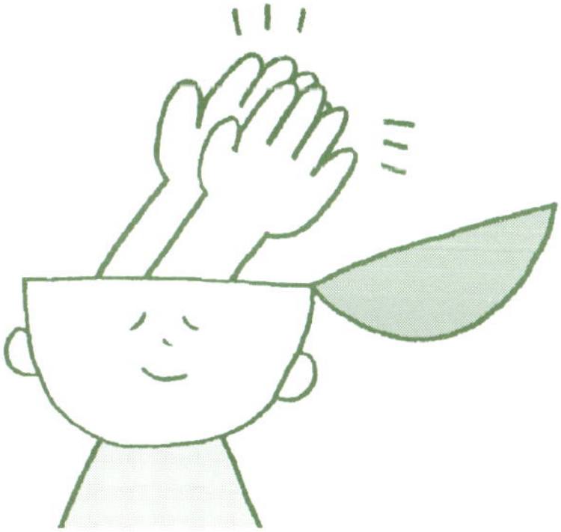

豆知識

リズムの一定の周期をつくりあげている要素は、「拍」と「拍子」です。4／4拍子は1小節の中に4分音符が4つあります。リズムは細かく感じるよりも、1小節を単位としたサイクル（周期）で大きく捉えると、リズム感が養えます。

DAY
7

音に強弱のある手拍子を合わせる

Track
07

ここでも聞けます！

聞き方

弱い手拍子と強い手拍子が交互に現われます。手拍子の音量の違いを意識しながら聞きましょう。

Point!

- **手拍子のリズムに合わせて正確に手を叩きましょう。**
- **慣れたら、手拍子の音量の違いを真似ながら、手を叩いてみましょう。**

豆知識

リズム感と音量感を同時に鍛えると、脳に多くの刺激を与えます。音をインプットするだけでなく、音を再現してアウトプットするという行為が、脳を活性化させます。さらに、自分が出した音を耳で聞き返すフィードバック作用もあるので、身体全体にほどよい刺激を与えます。

Challenge
1

チャレンジクイズ 1

何の音が聞こえる？

Track
29

ここでも聞けます！

2パターンの曲が流れます。ピアノ以外に何の音（楽器や環境音）が聞こえますか？

Check!

- ☐ ピアノ以外にふたつ以上の音が聞こえましたか？
- ☐ ひとつの音に集中せず、聞く範囲を広げられましたか？
- ☐ 背景の音を「分離」できましたか？

※答えは84ページ

WEEK 2
(8-14日)

高い音・低い音を聞き取る

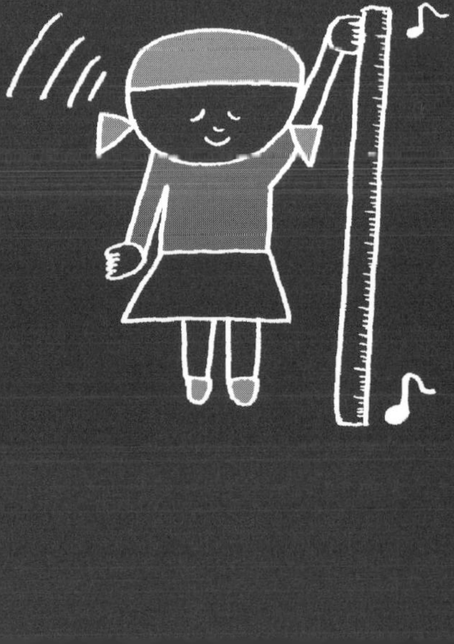

DAY 8

「ラ」の音を記憶する

Track 08

ここでも聞けます！

聞き方

4つの楽器で「ラ」の音が2回ずつ鳴るので、音の高さを記憶しましょう。ピアノ→ウッドベース→チェロ→ヴァイオリンの順番です。

Point!

- 楽器の音色によって「ラ」の印象が変わることを意識しましょう。
- 音が鳴り止んでも、頭の中に「ラ」の音を鳴らすような感覚を保ちます。
- 頭を空っぽにして取り組みましょう。

豆知識

音感と言えば、絶対音感をイメージする方が多いと思います。音の高さの“基準”を頭の中でつくり上げることは、音感トレーニングの第一歩です。「ラ」の音は、オーケストラのチューニングや時報でも用いられ、日常の中でよく耳にしています。「ラ」の音を実際に声に出してみるのもいいですね。

DAY
9

ふたつの音の高さを聞き比べる

Track
09

ここでも聞けます！

聞き方

ピアノの「ラ」の音と別の楽器の音が交互に出てきます。ピアノの「ラ」の音より低いか高いか聞き比べましょう。

※答えは84ページ

Point!

- ふたつめの音が最初の音に比べて上に引っ張られる感じなら「高い音」、下に引っ張られる感じなら「低い音」です。

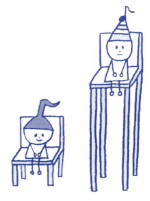

- 2音の高さの幅（音程）が狭いか広いかも感じてみましょう。

豆知識

私たちの脳は、不要な音を自動的にスルー（無視）して生活しています。そんな癖がつくと、音を細やかに受けとめる感覚を磨く機会が減ってしまいます。音の高さの基準を覚え、ふたつの音の高さを意識することは、音感を鍛えるための重要なトレーニングです。

DAY
10

高めの音を感じる

Track
10

ここでも聞けます！

聞き方

葉擦れを踏んで歩く高めの音を聞きましょう。4,000ヘルツ前後の高音を強調させています。

Point!

- 自然音を気持ちよく聞きながら、呼吸もゆっくりにしていきましょう。
- 落ち葉を足で踏む触感や、足の動きといった身体感覚もイメージしてみましょう。

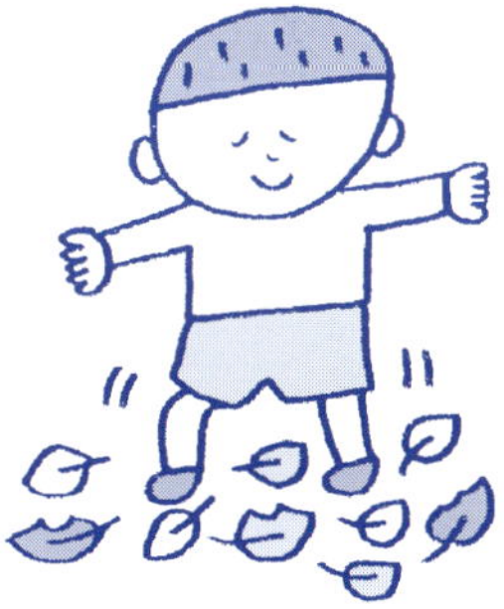

豆知識

加齢に伴って聞こえづらくなるのは高音域です。生理的な聞こえの変化を避けることは難しいですが、高音域の音を聞くことで、耳《じ》小《しょう》骨《こつ》まわりの筋肉が刺激されやすくなります。さらに、脳にほどよい聴覚刺激が入力され、認知機能も高まります。

DAY 11

低めの音を感じる

Track 11

ここでも聞けます！

聞き方

足踏み脱《だっ》穀《こく》機《き》が回る音を聞きましょう。200ヘルツ前後の低音を強調させています。

Point!

- ゆったりした気持ちで低い音の響きを味わいます。

- 脱穀機が回るスピードに応じて、音色も微妙に変化していきます。

豆知識

ほどよい量の低音域の響きは、人の心理に落ち着きと安心感をもたらします。胎児期に羊水を介して聞こえる母親の心臓の鼓動や血流などは低音域が多く、それらの音を聞き取るために脳の聴覚領域が早い時期に発達するという研究事例があります。会話の音域(120〜300ヘルツ付近)に近い音なので、積極的に聞くことで会話も聞きやすくなる可能性があります。

DAY
12

音の高さの変化を感じ取る

Track
12

ここでも聞けます！

聞き方

植物の葉擦れ音が、低い音→高い音→低い音に変わっていきます。音の高さの変化を感じましょう。

Point!

- もっとも心地よい音の高さはどのあたりだったか覚えておきましょう。
- 音の変化をあまり感じないタイミングがあります。

豆知識

音の高さが変われば、目に見えるものの印象まで変わってきます。同じものを見続けながらこのトレーニングを行うと、音によって視覚のイメージが変わることが実感できるでしょう。これを「視聴覚の相互作用」といって、聴覚刺激は空間知覚にも影響するのです。

DAY
13

高さの違う音を同時に聞き分ける

Track
13

ここでも聞けます！

聞き方

雨（高い音）、蛙（中くらいの音）、雷（低い音）の音が流れます。それぞれの音の「高さ」に注意して、3つの音を分離しながら聞いてみましょう。

Point!

- 雷が鳴った瞬間、全体の音のイメージがどう変わるか意識します。

- 3つの音を分離して聞く場合と混ぜて聞く場合で、印象はどう変わりますか。

豆知識

ある音を基準にして別の音の高さがわかる状態を「相対音感」と言いますが、これはほとんどの人に備わっている能力です。ふだん意識する機会の少ない「音の高さの違い」に注意を向けるために、生活環境音でも試してみましょう。たとえば空調音や洗濯機、ドライヤーなど、つねに同じ状態で鳴り続ける音がやりやすいです。

DAY
14

同じ高さの音を聞き取る

Track
14

ここでも聞けます！

聞き方

唐臼《からうす》で餅をつく低い音のあとに、足踏み脱穀機の音が流れます。餅をつく音の数を聞き取りましょう。

※答えは84ページ

Point!

- 餅をつく音は、「ドスン」という音と、杵《きね》が上がるときの「ミシッ」「キュイ」という木同士の摩擦音のふたつがセットで聞こえます（セットで1回）。
- 脱穀機と唐臼の音の高さはほぼ一緒です。

豆知識

同じ周波数同士の音は、お互いをかき消し合う性質があります。これは「マスキング」とよばれる現象で、日常生活のいたるところで発生します。特に街の喧騒の中では、人の会話が聞き取りづらいものです。マスキングされている音を分離できると、音の聞こえは大きく改善されるでしょう。

Challenge 2

チャレンジクイズ 2

「ラ」はいくつ聞こえる？

Track 30

ここでも聞けます！

メロディが「ラ」だけでつくられた音楽が流れます。高い「ラ」と低い「ラ」はそれぞれいくつ聞こえましたか？

※答えは84ページ

Check!

- □ 高い「ラ」と低い「ラ」の違いはわかりましたか？
- □ メロディのパートはわかりましたか？

WEEK 3
（15-21日）

遠近感・左右バランスを整える

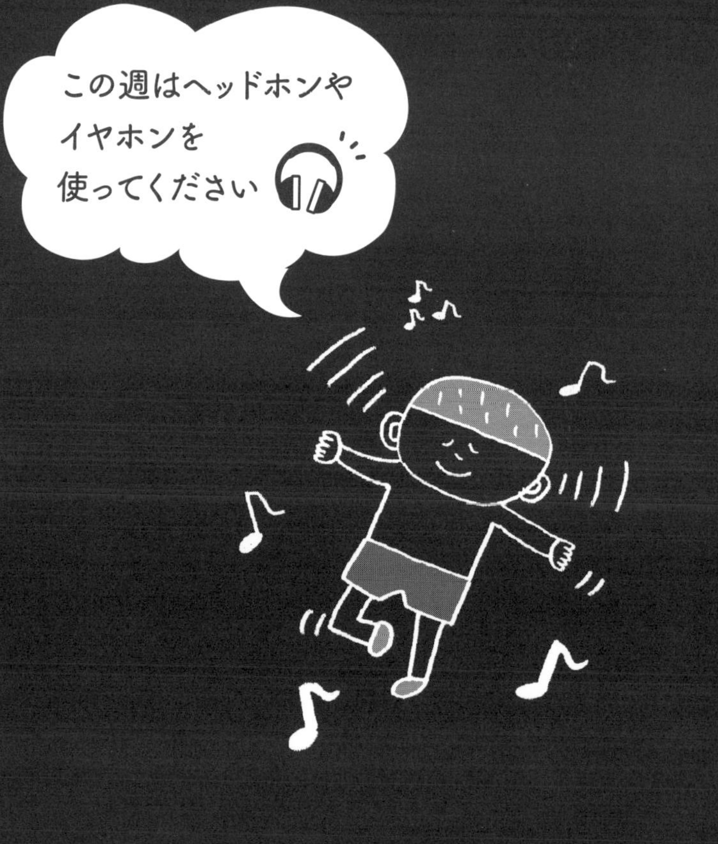
この週はヘッドホンや
イヤホンを
使ってください

DAY 15

音の広がりを感じ取る

Track 15

ここでも聞けます！

聞き方

「音の幅」を意識しながらピアノの音を聞きます。目の前で聞こえていた音が、だんだんと左右に広がっていきます。

Point!

- 最初ピアノの音は狭く聞こえます。
- 真ん中あたりで広さのバランスが逆転し、最後は元通りになります。
- 楽器の広がり方を頭の中でイメージしながら聞きましょう。

豆知識

私たちは音源の大きさやカタチを、無意識のうちに感じ取っています。そのため、物体が後ろから突然現れても、音から大きさを予測できます。音には多くの空間情報が含まれているのです。

DAY
16

止まった音の左右バランスを感じ取る

Track
16

ここでも聞けます！

聞き方

4種類の環境音が、さまざまな方向から聞こえてきます。右、正面、左のどこから聞こえるのか注意しましょう。

※答えは84ページ

Point!

- 左右でより聞こえやすいほうの耳があれば、それが「利き耳」です。

- 正面から音が聞こえるとき、違和感はもっとも少ないでしょう。

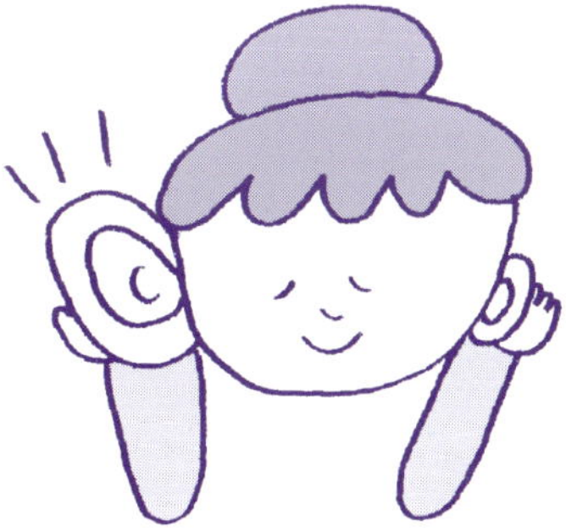

豆知識

音の向きを感じることは、音から方向感覚を鍛えることにつながります。その結果、脳内の立体感覚力や空間認知力も高まっていくのです。

DAY
17

動く音の左右バランスを感じ取る

Track
17

ここでも聞けます！

聞き方

車の走行音が、左右のどちらかから聞こえてきます。音源の移動を意識しながら、車の動きを耳で追ってみましょう。

Point!

- 左右交互に車の走行音が聞こえてきます。

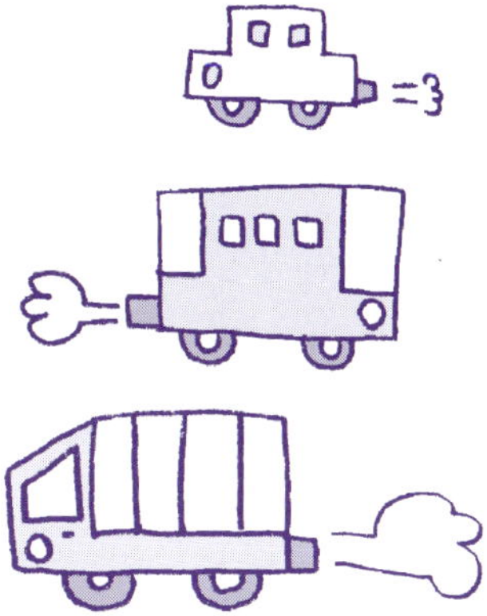

- 音から車の速さを推測してみましょう。
- 車の動きやカタチも視覚的にイメージしてみましょう。

豆知識

「動体視力」という言葉があります。目の前を動く物体を追い続けられる視力のことですが、聴覚でも同じことが言えます。音源移動を耳で追随する「動体聴力」は、危険を事前に察知するのにも、スポーツ能力を向上させるのにも有効な能力です。

DAY
18

動く音の
立体感を聞き取る

Track
18

ここでも聞けます！

聞き方

風鈴の音が聞こえます。音源がゆっくりと左右に移動するので、音の動きを耳で追いかけてみましょう。

Point!

- 風鈴は音の位置がわかりづらいでしょう。
- 動きに慣れてきたら、音が次に移動する位置を予測してみましょう。

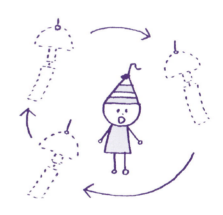

豆知識

音の動きを頭の中で視覚的にイメージできれば成功です。音の動きに合わせて眼球も動く人がいます。聴覚と視覚は、脳の中でつながっているのです。

DAY
19

音の遠近感を別々に聞き取る

Track
19

ここでも聞けます！

聞き方

前半は、「野菜を切る音」「お湯の沸騰音」「宴会の声」が別々に、後半は、同時に聞こえます。音の位置に注意して聞きましょう。

Point!

- 野菜を切る音は「近景」、お湯の沸騰音は「中景」、宴会の声は「遠景」のイメージで聞きましょう。

- 頭の中でそれぞれの音の位置を「分離」できたら、大成功！

- 空間(＝部屋)全体の広がりも意識します。

豆知識

音には「距離」や「位置」といった空間情報があります。それらに注意して音を捉えてみると、目で確かめる前に空間の状態がわかるので、とても便利です。たとえば道路ぎわなど、ほかの交通に注意して歩く場合に効果的です。

DAY

20

音の遠近感を同時に聞き取る

Track

20

ここでも聞けます！

聞き方

前半は、「波音」「ウミネコの鳴き声」「漁船のエンジン音」が同時に、後半は、別々に聞こえます。音の位置に注意して聞きましょう。

Point!

- **波音は足元から、鳥の鳴き声は頭上から聞こえてきます。**

- **難しければ、後半の分離した音を聞いてから前半の音の位置を聞き直しましょう。**

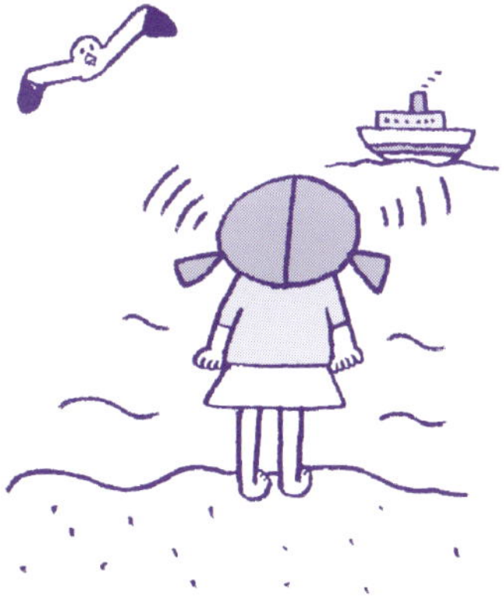

豆知識

音には、空間の位置や大きさなどの「物理的」な情報を伝える特徴と、自分はこの音が好きなのか嫌いなのかといった「心理的」な刺激を与える特徴があります。どちらの要素も非常に重要です。それらも意識して音を聞いてみましょう。

DAY
21

空間の響きの違いを感じ取る

Track
21

ここでも聞けます！

聞き方

地下鉄の車内音が聞こえます。駅に到着したのち、ホームを歩く音に変わります。空間の響きの違いを感じ取りましょう。

Point!

・ドアが開いた瞬間の音の広がり方に意識を集中しましょう。

・空間の違いで、人の声の響きも変わります。

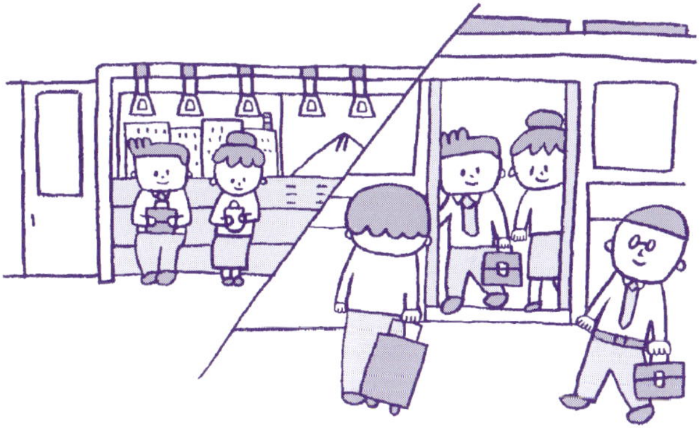

豆知識

音の広がり方は空間の性質(大きさや素材など)によって大きく変わります。私たちは、音の反射を無意識のうちに感じ取って行動しています。それらの響きを街の目印にすると、場所を覚えるのに役立ちます。

Challenge 3

チャレンジクイズ 3

音はいくつ重なっている？

Track 31

ここでも聞けます！

音や音楽が重なったり、消えたりしていきます。一番多く音源が重なっている箇所には音はいくつありますか？

Check!

- ☐ 音源が増える瞬間はわかりましたか？
- ☐ 音源が消える瞬間はわかりましたか？
- ☐ 各音源の広がり方が異なることはわかりましたか？

※答えは84ページ

WEEK 4

(22-28日)

集中・記憶音感を高める

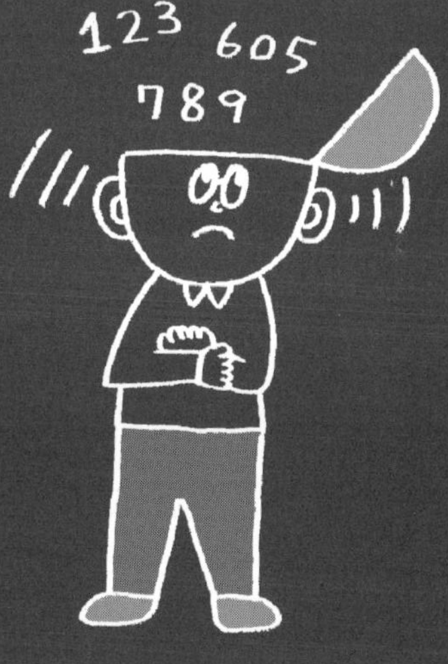

DAY 22

集中のスイッチを入れる音を聞く

Track 22

ここでも聞けます！

聞き方

雨音と鹿威《ししおど》しの音が流れます。水音に耳をすまして、時折鳴り響く鹿威しの音にも耳を傾けましょう。

Point!

- 雨音に慣れてくると、雨音の存在が弱くなっていきます。
- 鹿威しが鳴った瞬間、雨音の存在は再び強まるでしょう。

豆知識

人間の脳は、ひとつの音に集中しづらい構造になっています。耳から入る刺激に次々と反応してしまうからです。さらに、同じ音が鳴り続けると今度は印象が薄らいでしまいます。鋭く響く鹿威しの音は、集中のスイッチを入れる役割。ふたたび水音が生き生き聞こえたら、このワークは大成功です。

DAY
23

作業効率を高める音を聞く

Track
23

ここでも聞けます！

聞き方

竹ぼうきで掃《は》く音が聞こえてきます。音色やリズム感を意識しながら音の響き方に耳をすましてみましょう。

Point!

- 竹ぼうきで地面を掃く音は、人の手が生み出すソフトな音です。

- 掃く音のリズムに合わせて、呼吸も整えましょう。「吐く→吸う」が基本です。

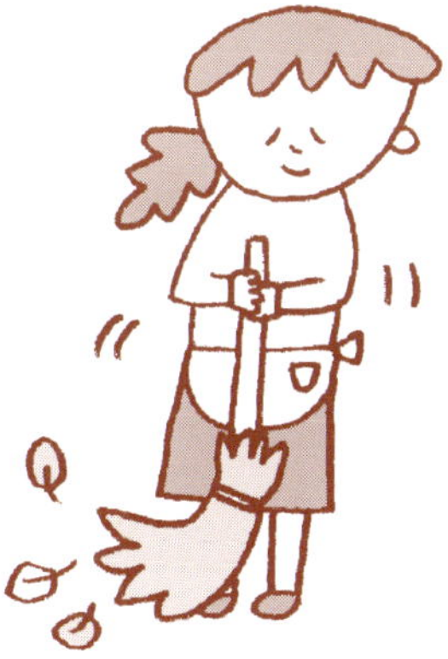

豆知識

集中力を高めるには、気が散る環境をなくすことが大切です。耳は常に開いた(音刺激が脳にインプットされる)状態なので、気が散る音刺激を排除する環境づくりが大切。自然のリズムで織りなされる音を導入してみましょう。

DAY 24

周囲を静寂にさせる音を聞く

Track 24

ここでも聞けます！

聞き方

爽やかな滝の音が流れてきます。周囲の音をかき消す程度の音量にして、耳に取り込んでみましょう。

Point!

- 体調やまわりの音に合わせて心地よい音量に調整しましょう。
- 目を閉じて滝の音に集中すると、脳内で感じる色の感覚が変化します。
- 水しぶきを想像しながら聞きましょう。

豆知識

高いレベルで集中しているとき、人は「時間感覚がなくなる」「身体感覚がなくなる」といった、没頭した精神状態にあります。集中力が下がるのは、その逆の状態のとき。滝の音は広範囲の周波数成分が入り、周囲の音環境をマスキングします。さらに、最適な脳波の基礎律動を生み出しやすくします。

DAY
25

ひらめきを促す音を聞く

Track
25

ここでも聞けます！

聞き方

山道を歩く足音が聞こえてきます。自分がまるでその場にいるような気持ちで聞いてみましょう。

Point!

- 集中作業や単純作業に疲れたときに聞くと効果的です。

- 足音に合わせて呼吸も整えます。
（「吐く→吸う」や「吐く×2→吸う×2」）

- 部屋の中で軽く歩き回ったり足踏みしたりするのも効果的です。

豆知識

クリエイティブ（創造的）な仕事をするときは、集中しすぎるとよくありません。適度にゆるめるのが大切。森の中に自分が入り込むようなイメージで足音を聞くと、作業で疲れた脳にとって「切り換え刺激」となり、ひらめきを促してくれます。

DAY
26

クールダウンさせる音を聞く

Track
26

ここでも聞けます！

聞き方

焚《た》き火の音を、心身が包まれるような感覚で聞いてみましょう。

Point!

- 炎がゆらめく音と、火の粉が飛ぶ「ぱちっ」という音の両方を感じましょう。

- 仕事が一段落したときや就寝前に聞くと、効果的です。

- 呼吸をゆっくり長くしてみましょう。

豆知識

自律神経の中でも交感神経が優位になりすぎると、心身に過剰な負担がかかります。健康を継続的に維持するためには、副交感神経を適度に促す環境づくりが重要です。クールダウン音の代表が、焚き火。「パチッ」と火の粉が飛ぶ音がほどよいスパイスとなって、心身をまるごとリラックスさせるのです。

DAY 27

記憶力を高める音を聞く

Track 27

ここでも聞けます！

聞き方

はた織りのリズムに合わせて「1、2、3、4……」と頭の中で数字を数えましょう。

Point!

- 連続した数字や言葉は、リズム(律動)に合わせると覚えやすくなります。
- 日常音からリズムを取れるようになると、記憶力アップに役立ちます。

豆知識

記憶には「長期記憶」と「短期記憶」がありますが、歳をとると目立って衰えるのが短期記憶。その鍵を握っているのが海馬であり、海馬を鍛える有力な刺激が聴覚なのです。とりわけ音の「律動」が大きな推進力を果たします。生活音の中には律動力をもつものが多くあります。

DAY
28

「聴覚脳」を鍛える音を聞く

Track
28

ここでも聞けます！

聞き方

お経が聞こえてきます。人の声に始まり、鳴り物の音が増えていきます。音の変化に注意深く耳をすましてみましょう。

Point!

- リズム感、音の高低感、左右バランスが複雑に変化します。
- 音のもつ生々しい熱気のような雰囲気をつかみ取りましょう。

豆知識

記憶には「言葉にできる記憶(陳述記憶)」と、身体感覚などの「言葉にできない記憶(非陳述記憶)」があります。非陳述記憶は年を経ても忘れづらい記憶で、かなり強力なもの。お経の音は響きとして脳に取り込まれるため、非陳述記憶として処理される可能性が高いでしょう。複雑な響きの変化に敏感になれば、聴覚脳力が格段に飛躍します。

Challenge
4

チャレンジクイズ 4

音の種類を記憶できる？

Track
32

ここでも聞けます！

4秒程度の短い音が8個現れるので、何の音か想像しながら記憶してみましょう。自然の音はいくつありましたか？

Check!

- [ ] 水に関係する音はいくつ聞き取れましたか？
- [ ] それぞれの音の場面を想像できましたか？
- [ ] 音の響きを一定期間記憶できましたか？

※答えは84ページ

耳トレ！ 体験者の声

実際に耳トレ！を体験した方々の声をご紹介します。

❖小さな音や複数の音が聞き分けられるようになって楽しくトレーニングできました。音に対する集中力が養われました。

（52歳・女性）

❖今まで聞き逃していた音がこんなにもあったのかと驚きました。シンプルなので、飽きっぽい人にもおすすめ。

（26歳・男性）

❖長年睡眠不足で悩んでいたのに、ＣＤを聞きながら床についたら、いろいろな音に癒されていつの間にか眠っていました。耳も音を聞き取る習慣ができて変わって、昼は耳トレ、夜は睡眠のためで一石二鳥です。

（73歳・女性）

❖以前は、右と左のような感覚で聞いていた音が後ろからも前からもと広がりを感じ、立体的に感じることができるようになりました。環境音楽は、耳だけではなく、癒しの効果もあります。

（50代・女性）

❖「トレーニングをする」＝「耳をすます」＝「集中力が研ぎすまされる」なんですよね。普段漫然ときいてる音を聞き分けようと努力するだけで、どれだけ脳力使ってるんだという気がします。

（50代・女性）

❖左右の聴力バランスが悪いから、バランス訓練の効果が期待できそう！

（68歳・男性）

❖日常の音や優しい音楽なので、ストレスなく聞くことができます。だんだんと、音を深く考えながら聞くようになります。なんだか、普段使っていない脳の部分を使っている感じ。

（50代・女性）

❖一生懸命に色々な音を聞いているので、疲れるはずなのに、ＣＤを聴いた後は、何故か頭がスッキリして心地いい。バランスよく色々な音を聞くことで、脳がリラックスするのかも。10年後、20年後を快適に過ごす為の習慣を今から身につけておきたいと感じるこの頃です。

（40代・女性）

❖続けていくと、だんだんすごく集中して音を聞くようになります。日常でも、普段ボーッとして聞き逃していた音を、注意深く聞くようになってきました。

（30代・女性）

おわりに

耳トレ！は、ふだん何気なく耳に取り込んでいる〝音〟を意識することで脳を鍛えます。脳内の聴力を高めるために、音に注意を向ける聞き方を開発し、特別に音源を制作しました。

ふだん私たちは、意外にも音を意識していません。声や音楽などの目立つ音には敏感ですが、背景の音は脳が不要と判断して、自動的にスルーしているのです。一時的に耳の感度が上がることはあっても、その状態はすぐに消えてしまいます。脳が過剰な情報の入力を嫌がるからです。

本書は、聞こえの変化が気になる方はもちろん、集中力や記憶力を必要とする働き盛りの世代、イキイキとした身体感覚を保ち続けたいと感じる若い世代にも適しています。サボりがちな脳に音で渇を入れるために、楽しみながら聞けるような音づくりに努めました。

聞こえの改善には、毎日音を聞き続けることが必要です。そのスイッチとなるのが、各トレーニング冒頭の「音が消える瞬間」。日々行うことで、確実に「聞こえ」が変化するでしょう。音の聞こえが変わることで、生きる実感をより豊かに感じていただけることを願っています。

本書の出版にあたり、ヤマハミュージックエンタテインメントの國井麻梨さんに終始お世話になりました。ここに厚く感謝申し上げます。

２０１８年10月　小松正史

チャレンジクイズの答え

・チャレンジ1（p.32）

1回目はピアノ以外に、「トライアングル（高音）」「ウッドベース（低音）」が、2回目はピアノ以外に、「チェロ」「ウッドベース（低音）」「川の音」が聞こえます。

・チャレンジ2（p.48）

低い「ラ」は8個、高い「ラ」は5個です。

・チャレンジ3（p.64）

一番多いところでは4つの音が重なっています。「波音」「ピアノ」「ウミネコの鳴き声」「ベース」です。

・チャレンジ4（p.80）

自然の音は3個（「鳥の声」「波音」「ひぐらしの音」）です。水に関係する音は2個（「波音」「水琴窟の音」）です。

⋆

・DAY9（p.36）

「ラ」の音より、高い↓低い↓高い↓低い。

・DAY14（p.46）

餅をつく音は26回です。

・DAY16（p.52）

正面↓左↓右↓正面の順番で聞こえます。

本書で使用している環境音とその収録場所

	音源名	収録場所
Track 04	嵐山の屋形船	京都市右京区（大堰川）
	盆踊り	奈良県吉野郡十津川村（武蔵地区）
Track 10	石階段を下る足音	京都府宮津市（府中地区妙見山）
Track 11	回転式脱穀機	京都府宮津市（丹後郷土資料館）
Track 12	ススキの葉擦れ音	滋賀県近江八幡市（琵琶湖畔）
Track 13	蛙の鳴き声	京都府宮津市（田圃）
	雨音	京都府宮津市（民家）
	雷鳴	京都市左京区（鞍馬山）
Track 14	回転式脱穀機	京都府宮津市（丹後郷土資料館）
	唐臼の餅つき	京都市右京区京北（宇津地区）
Track 16	床の上を歩く音	京都市東山区（清水寺舞台）
	声明	京都市左京区（金戒光明寺）
	水路の音	京都市左京区（南禅寺水路閣）
	鳥の鳴き声	神奈川県足柄下郡箱根町（ポーラ美術館・森の遊歩道）
Track 17	道路交通の通過音	京都市右京区（天神川御池）
Track 18	明珍火箸風鈴	京都市左京区（京都精華大学）
Track 19	野菜を切る音	京都市南丹市美山町（芦生研究林）
	水の沸騰音	京都市南丹市美山町（芦生研究林）
	宴会のざわめき	京都市南丹市美山町（芦生研究林）
Track 20	漁船のエンジン音	京都府宮津市（里波見漁港）
	ウミネコの鳴き声	京都府与謝郡伊根町（伊根漁港）
	波音	京都府京丹後市丹後町（竹野海岸）
Track 21	地下鉄のアナウンスと雑踏	京都市下京区（地下鉄烏丸線・四条駅）
Track 22	雨音	京都府宮津市（民家）
	鹿威し	京都市左京区（詩仙堂）
Track 23	竹ぼうきで掃く音	京都府宮津市（うみほし公園）
Track 24	那智の大滝	和歌山県東牟婁郡那智勝浦町（那智山）

	音源名	収録場所
Track 25	熊野古道を歩く音	和歌山県田辺市本宮町（未舗装道路）
Track 26	釜戸の火の音	京都府宮津市（丹後郷土資料館）
Track 27	自動はた織りの音	京都府与謝郡与謝野町（丹後ちりめん歴史館）
Track 28	勤行の音	京都市上京区（本門佛立宗本山 宥清寺）
Track 29	新宮川	和歌山県田辺市本宮町（大斎原）
Track 31	波音	京都府京丹後市丹後町（竹野海岸）
	ウミネコの鳴き声	京都府与謝郡伊根町（伊根漁港）
Track 32	鳥の鳴き声	京都府宮津市（うみほし公園）
	三線を奏でる音	沖縄県八重山郡竹富町（鳩間島）
	波音	京都府京丹後市丹後町（竹野海岸）
	太刀振りの音	京都府宮津市（籠神社・葵祭）
	踏切の警報音	京都市中京区（嵐電西院駅・電鐘式踏切警報機）
	ひぐらしの音	京都府宮津市（うみほし公園）
	水琴窟の音	京都市中京区（旧初音校敷地）
	夏の梵鐘	京都市東山区（清水寺）
Track 33	鳥のさえずり	神奈川県足柄下郡箱根町（ポーラ美術館・森の遊歩道）
	流水音	滋賀県米原市（方向取水所）
	石臼を回す音	京都府宮津市（丹後郷土資料館）
	晩秋の虫の鳴き声	京都市左京区（下鴨神社）
	川音と鳥の声	京都市東山区（白川沿い）
	人の会話と鳥の声	ブエノスアイレス（生態保護区）
	路面電車の通過音	滋賀県大津市（浜大津駅周辺）
	漁船のエンジン音	京都府宮津市（里波見漁港）
	掃き掃除の音	京都市東山区（白川沿い）
	拍手	京都市中京区（京都芸術センター・ライブ公演後）
Track 35	那智の大滝	和歌山県東牟婁郡那智勝浦町（那智山）

おもな参考文献

・飯田覚士『人生を変える「見る力」 集中力、観察力、イメージ力が高まる目のトレーニング』マキノ出版、２０１８年

・児玉光雄『わかりやすい記憶力の鍛え方 脳を活性化させる習慣とテクニック』ＳＢクリエイティブ、２０１８年

・小林弘幸『自律神経を変える「たった1ミリ」の極意』ポプラ社、２０１４年

・小松正史『サウンドスケープのトビラ―音育・音学・音創のすすめ』昭和堂、２０１３年

・小松正史『賢い子が育つ　耳の体操』ヤマハミュージックメディア、２０１７年

・小松正史『1分で「聞こえ」が変わる耳トレ！』ヤマハミュージックメディア、２０１７年

・鈴木惣一朗『耳鳴りに悩んだ音楽家がつくったＣＤブック』ＤＵ ＢＯＯＫＳ、２０１８年

・長野祐亮『歌、楽器、ダンスが上達！ リズム感が良くなる「体内メトロノーム」トレーニング』リットーミュージック、２０１７年

・Ｎａｇｉｅ『音楽を作る力が驚くほどアップする エンジニア耳の鍛え方』リットーミュージック、２０１２年

・森博嗣『集中力はいらない』ＳＢクリエイティブ、２０１８年

PROFILE プロフィール

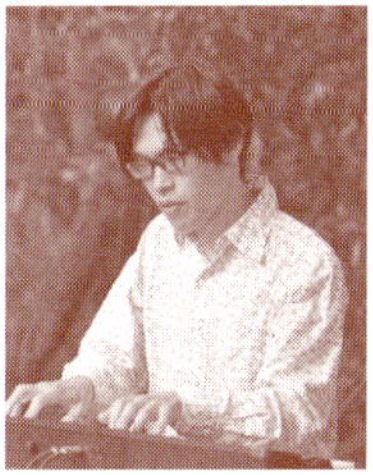

著者

小松正史（こまつ・まさふみ）

作曲家・ピアニスト・音育家。1971年、京都府宮津市生まれ。大阪大学大学院（工学研究科・環境工学専攻）修了。博士（工学）。音楽だけではない「音」に注目し、それを教育・学問・デザインに活かす。学問の専門分野は、音響心理学とサウンドスケープ論。BGMや環境音楽を制作し、ピアノ演奏も行う。多数の映像作品への楽曲提供や音楽監督を行う。また、京都タワー・京都国際マンガミュージアム・京都丹後鉄道・耳原総合病院などの公共空間の音環境デザインを行う。聴覚や身体感覚を研ぎ澄ませる、独自の音育（おといく）ワークショップも全国各地で実践。2018年現在、京都精華大学人文学部教授。
公式ウェブサイト http://www.nekomatsu.net

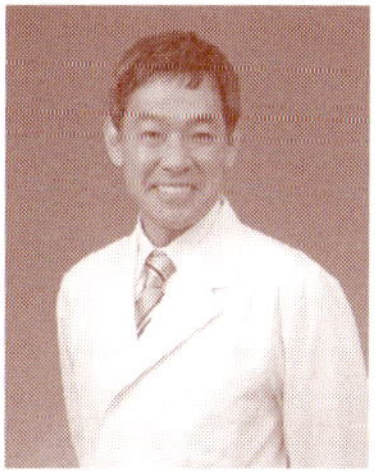

監修者

白澤卓二（しらさわ・たくじ）

医学博士。白澤抗加齢医学研究所所長。お茶ノ水健康長寿クリニック院長。1958年神奈川県生まれ。千葉大学医学部卒業後、東京都老人総合研究所病理部門研究員、老化ゲノムバイオマーカー研究チームリーダーを経て、2007年より2015年まで順天堂大学大学院医学研究科加齢制御医学講座教授。寿命制御遺伝子やアルツハイマー型認知症の分子生物学を研究。国際メディカルタイチ協会会長。著書は『100歳までボケない101の方法』など多数。テレビ番組出演など、わかりやすい医学解説が好評を博している。

毎日《まいにち》耳《みみ》トレ！ 1ヵ月《いっかげつ》で集中脳《しゅうちゅうのう》・記憶脳《きおくのう》を鍛《きた》える［CD付］

2018年12月10日　初版発行
2019年10月20日　第5版発行

著　者　小松正史
監　修　白澤卓二
発行者　押木正人
発行所　株式会社ヤマハミュージックエンタテインメントホールディングス
出版部
〒171-0033 東京都豊島区高田3-19-10
TEL.03-6894-0250
インターネット・ホームページ　https://www.ymm.co.jp

音源制作　小松正史
デザイン　村上佑佳
イラスト　matsu（マツモト ナオコ）
編　集　國井麻梨

印刷・製本　シナノ印刷株式会社

ISBN 978-4-636-96220-8　C0077

Printed in Japan

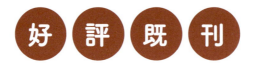

好評既刊

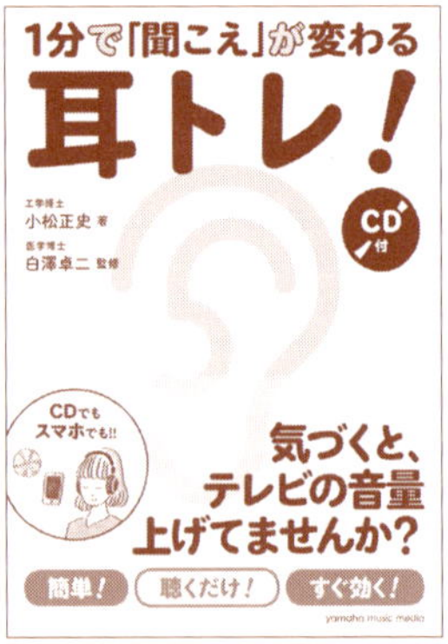

1分で「聞こえ」が変わる 耳トレ!〔CD付〕

新感覚の健康法!
"聞こえ"を改善して認知症を予防!

A5判/112ページ/CD付
定価1,500円+税　小松正史 著/白澤卓二 監修

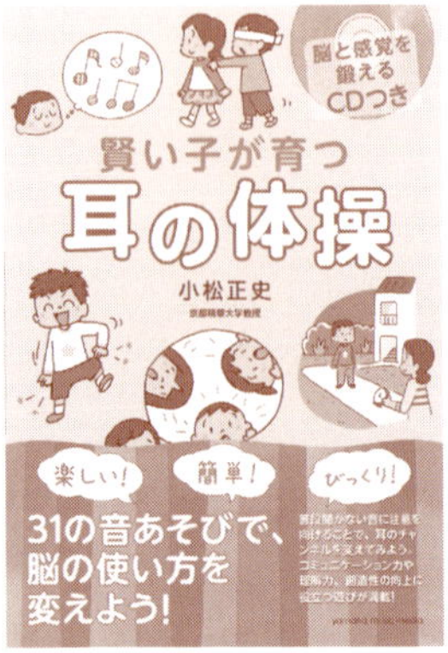

賢い子が育つ耳の体操

【脳と感覚を鍛えるCDつき】

31の音あそびで脳の使い方を変える!
大人気ワークショップがCDつきで書籍化!

B5判/96ページ/CDつき
定価1,800円+税　小松正史 著